BEI GRIN MACHT SICH IHR WISSEN BEZAHLT

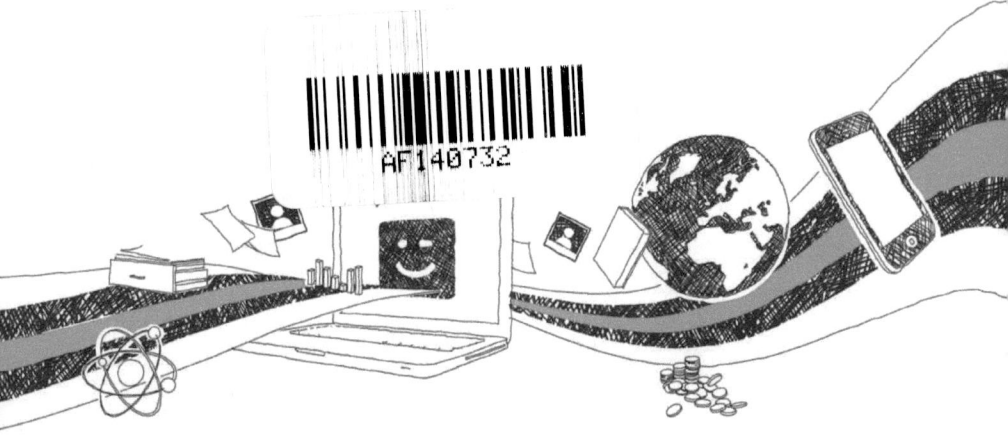

- Wir veröffentlichen Ihre Hausarbeit,
  Bachelor- und Masterarbeit

- Ihr eigenes eBook und Buch -
  weltweit in allen wichtigen Shops

- Verdienen Sie an jedem Verkauf

Jetzt bei www.GRIN.com hochladen
und kostenlos publizieren

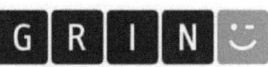

Bibliografische Information der Deutschen Nationalbibliothek:

Die Deutsche Bibliothek verzeichnet diese Publikation in der Deutschen National-
bibliografie; detaillierte bibliografische Daten sind im Internet über http://dnb.d-
nb.de/ abrufbar.

Impressum:

Copyright © 2017 GRIN Verlag, Open Publishing GmbH
Druck und Bindung: Books on Demand GmbH, Norderstedt Germany
ISBN: 9783668597273

Dieses Buch bei GRIN:

https://www.grin.com/document/384985

Volker Julius

Fernmündliche Reanimationsanleitung und ihre Auswirkungen auf das Reanimationsverhalten von Laienhelfern

GRIN Verlag

Hausarbeit

Auswirkungen der fernmündlichen Reanimations- anleitung auf das Reanimationsverhalten von Laienhelfern

Volker Julius

Abgabedatum: 19.12.2017

Inhaltsverzeichnis

Abbildungsverzeichnis

Abkürzungsverzeichnis

AED - Automatisierter externer Defibrillator

HDM - Herzdruckmassage

T-CPR - Telefonreanimation (Telefonische Cardiopulmonale Reanimation)

1 Einleitung

„Am Sonntagabend kam es zu Wiederbelebungsversuchen durch Bekannte, die per Telefon von der Feuerwehr angeleitet wurden. Der Patient konnte in ein Krankenhaus transportiert werden." (Düsseldorf, o. J.) Es wird beschrieben, dass ein medizinischer Laie mit der Durchführung der Reanimation oft erst durch die telefonische Anleitung eines Leitstellendisponenten oder einer Leitstellendisponentin beginnt und die Überlebenschance des Betroffenen dadurch deutlich steigen kann (Bayrisches Rotes Kreuz, 2017). Solche oder so ähnliche Pressemitteilungen sind in der jüngeren Vergangenheit vermehrt zu vernehmen und werfen die Frage auf, welche Auswirkungen die fernmündliche Reanimationsanleitung der Leitstellendisponenten und Leitstellendisponentinnen auf das quantitative Reanimationsverhalten von medizinischen Laien hat. Dieser Forschungsfrage soll im Folgenden wissenschaftlich nachgegangen werden. Zunächst wird der Ablauf einer Reanimation beschrieben, gefolgt von einer Darstellung wie eine Herz – Lungen – Wiederbelebung im Rahmen eines Erste Hilfe Kurses bzw. unter fernmündlicher Anleitung vermittelt werden kann. Unbeachtet bleiben hierbei die medizinischen Vorgänge während eines Herzkreislaufstillstandes. Nachfolgend sind in Kapitel 3 die an einer Telefonreanimation beteiligten Personengruppen mit ihren medizinischen Kenntnissen dargestellt, um in Kapitel 4 die konkreten Auswirkungen einer fernmündlichen Reanimationsanleitung erörtern zu können. Zum Nachvollziehen welche Kernelemente eine Reanimation ausmachen, werden diese zuerst beschrieben.

2 Reanimation

Im medizinischen Wörterbuch Pschyrembel wird die Reanimation wie folgt definiert: *„Lebensrettende Sofortmaßnahmen bei Herz-Kreislauf-Stillstand oder Atemstillstand (bzw. Schnappatmung). Ziel ist die Wiederherstellung bzw. Aufrechterhaltung von Atmung und Kreislauf und damit die Gewährleistung der Durchblutung und Sauerstoffversorgung lebenswichtiger Organe wie Gehirn und Herz"* (Koppenberg, 2017).

Für das Überleben eines erwachsenen Patienten mit Herzkreislaufstillstand ist die qualitativ hochwertige Reanimation entscheidend. Diese Wiederbelebung besteht im Idealfall aus einer Kombination von Herzdruckmassage und Atemspende ergänzt durch erweiterte medizinische Maßnahmen. Im Verhältnis 30 Herzdruckmassagen (HDM) zu 2 Atemspenden soll eine Reanimation möglichst unterbrechungsfrei durchgeführt werden. Die Drucktiefe der HDM beträgt zwischen 5 cm und 6 cm in einer Frequenz von 100 – 120 Kompressionen pro Minute. Sollte der Helfer nicht in der Atemspende ausgebildet sein, kann diese ausbleiben. Es wird eine Frühdefibrillation durch einen automatisierten externen Defibrillator (kurz AED) innerhalb der ersten drei bis fünf Minuten nach dem Kreislaufkollaps angestrebt, um die Überlebensrate zu steigern (Monsieurs et al., 2015). Erweiterte Maßnahmen durch medizinische Fachkräfte gliedern sich in EKG Diagnostik und ggf. Defibrillation, eine Atemwegssicherung mit Beatmung und Überwachung und einem venösen Zugang zur Applikation von Medikamenten. Diese Maßnahmen werden während der Basisreanimation durchgeführt und Unterbrechungen der HDM währenddessen vermieden (Koppenberg, 2017). Weiterführende Leitlinien und medizinische Hintergründe zur Reanimation sollen in dieser Arbeit nicht thematisiert werden, können aber z. B. im Band 18, Heft 8 der Zeitschrift „Notfall + Rettungsmedizin" recherchiert werden.

Die Basisreanimation für Laien kann in Erste - Hilfe - Kursen erlernt und trainiert werden. Auf die Inhalte der Herz–Lungen–Wiederbelebung in solchen Kursen soll im Folgenden eingegangen werden.

2.1 Reanimationsanleitung im Rahmen von Erste Hilfe Kursen

Die Erste Hilfe ist mit dem Behandlungsbeginn und Hilfsmaßnahmen bei Erkrankungen oder Verletzungen definiert und von jedem zur jederzeit leistbar. Sie hat das Ziel Leben zu erhalten. Von Erste Hilfe Ausgebildeten wird erwartet, dass sie die Notwendigkeit zur Durchführung von Erste Hilfe Maßnahmen erkennen, diese anwenden und dabei die Grenzen ihrer Möglichkeiten beurteilen können. Darüber hinaus sollen sie in der Lage sein, weitere Hilfskräfte z. B. durch Absetzten des Notrufs alarmieren zu können (Zideman et al., 2015).

Im Bezug zur Reanimation wird im Rahmen der Ersten Hilfe nachfolgendes Vorgehen beschrieben und gelehrt. Zuerst werden die Vitalzeichen des Patienten überprüft, dies findet durch eine Ansprache und leichtem Rütteln an der Schulter statt. Bei ausbleibender Reaktion des Betroffenen muss man von einer Bewusstlosigkeit ausgegangen werden, anschließend werden die Atemwege und die Atmung kontrolliert. Bei fehlender normaler Atmung spricht man von einem Herzkreislaufstillstand. Es folgt das Absetzten des Notrufes und ggf. das Verwenden eines AED. Hiernach beginnt der Helfer oder die Helferin mit der HDM. Hierzu wird neben dem Betroffenen in Höhe des Brustkorbs gekniet, den Handballen einer Hand auf das untere Brustbeindrittel des entblößten Oberkörpers des Patienten gelegt und die andere Hand auf die Erste aufgesetzt. In einer Frequenz von 100 bis 120 Kompressionen pro Minute wird der Brustkorb des Betroffenen ca. 5 cm bis 6 cm tief mit durchgestreckten Armen eingedrückt. Hierbei ist die Kompressions- und Entlastungsdauer gleich lang. Nach 30 Kompressionen folgen 2 Atemspenden.

Um den Atemweg anatomisch freizumachen wird der Kopf überstreckt, anschließend wird die Nase des Betroffenen durch Daumen und Zeigefinger verschlossen und der Mund leicht geöffnet. Der Helfer oder die Helferin atmet normal ein und umschließt mit den eigenen Lippen den Mund des Betroffenen dicht. Es wird über den Zeitraum von einer Sekunde ausgeatmet, so dass sich der Brustkorb des Betroffenen sichtbar hebt. Nach erneutem Einatmen wird die Atemspende ein zweites Mal wiederholt. Die Maßnahmen der Herzdruckmassage und Atemspende werden im Wechsel bis zum Eintreffen von medizinischem Fachpersonal oder bis zum Einsetzen einer normalen Atmung des Betroffenen durchgeführt (Deutsches Rotes Kreuz, o. J.). Diese beschriebenen Maßnahmen werden praktisch im Rahmen eines Ersten Hilfe Kurses dargestellt und trainiert. Hier besteht der Hauptunterschied zu einer fernmündlichen Reanimationsanleitung.

2.2 Fernmündliche Reanimationsanleitung

Bei einer fernmündlichen Reanimationsanleitung ist es weder möglich die Abläufe und Tätigkeiten im Vorfeld zu trainieren, noch ist eine visuelle Anleitung des Notfallzeugen möglich. Dadurch kommt einer einfach und verständlich gesprochenen Handlungsanweisung eine herausragende Bedeutung zu.

Eine solche gesprochene Anleitung, eine Telefonreanimation (T-CPR), ist keine neue Entwicklung, sie wurde bereits 1985 im Journal of Public Health beschrieben und ist in den Leitlinien des European Resuscitation Council seit 2010 fest verankert, wird jedoch in deutschen Leitstellen sehr unterschiedlich praktiziert (Hackstein et al., 2014).

Bei einer fernmündlichen Reanimationsanleitung ist zunächst von dem Leitstellendisponenten oder der Leitstellendisponentin durch gezielte Fragen der Herzkreislaufstillstand festzustellen, um mit der telefonischen Reanimationsanleitung beginnen zu können. Dies wird als eine der schwierigsten Aufgaben von Leitstellendisponentinnen und Leitstellendisponenten beschrieben. Besonders das Unterscheiden von Schnappatmung und normaler Atmung ist eine schwierige und fehleranfällige Handlung bei einer solchen Notrufabfrage (Maurer, Mayr, Kaiser, Schinnerl, Baubin, 2015). Durch eine T-CPR kann zum Notfallzeitpunkt das Wissen über die Reanimationsdurchführung vom Leitstellenpersonal an den Ersthelfer oder die Ersthelferin weitergegeben werden. Ebenso kann Unterstützung vermittelt und Defizite von medizinischen Laien abgebaut werden (Marung, 2013). Zur Unterstützung des Leitstellenpersonals wird in einigen Leitstellen auf eine strukturierte Notrufabfrage zurückgegriffen und in anderen Leitstellen mit Hilfe von Protokollen abgefragt. Ein solches standardisiertes Vorgehen hat sich als günstig erwiesen, um eine möglichst effiziente Abfrage und Anleitung zu erzielen (Hackstein et al., 2014).

Es stellen sich jedoch auch Situationen mit erschwerten Bedingungen für eine Anleitung zur Reanimation dar. Das Fehlen eines schnurlosen Telefons des Notrufers oder ein an die Polizei abgesetzter medizinischer Notruf sind hierfür als Beispiele zu nen-

nen. Bei letztgenanntem muss der Leitstellendisponent oder die Leitstellendisponentin beim Ersthelfer zurückrufen, um eine T-CPR durchführen zu können, dies kostet Zeit (Marung, 2013).

Die Durchführung einer telefonischen Reanimationsanleitung ist weder gesetzlich verpflichtend noch folgt sie deutschlandweit einem einheitlichen Algorithmus (Maurer, Mayr, Kaiser, Schinnerl, Baubin, 2015). Ein Beispiel einer standardisierten Anleitung zur Telefonreanimation der Integrierten Leitstelle München ist nachfolgend dargestellt. Die rot umrandeten Felder sind für das Leitstellenpersonal Pflichtfelder und dem Laienhelfer wortwörtlich vorzulesen, die grauen Felder sind zusätzliche Möglichkeiten die der Leitstellendisponent oder die Leitstellendisponentin hat um dem Notrufer oder der Notruferin weitere Hilfestellungen zu ermöglichen. Anweisungen für das Leitstellenpersonal ergeben sich aus den blau umrandeten Boxen (Nest et al., 2014).

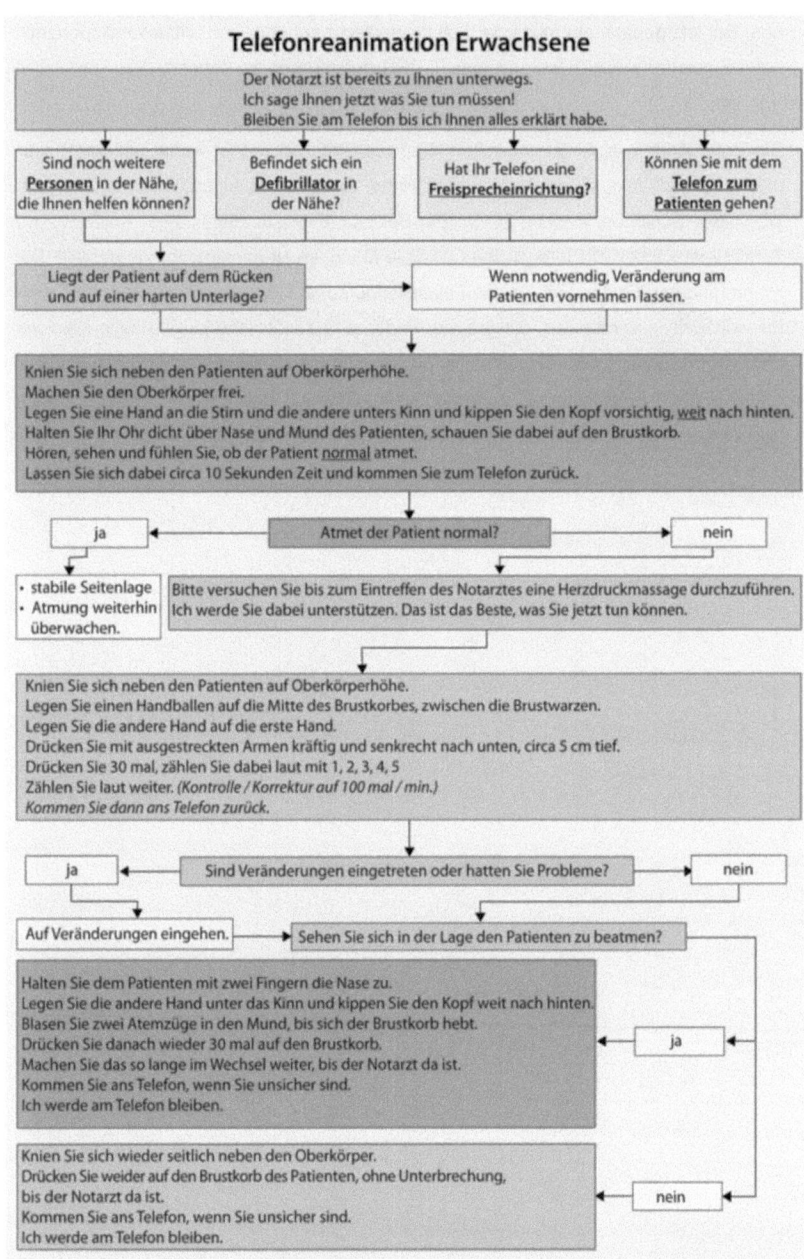

Abb. 1 Standardisierte Handlungsanweisung „Telefonreanimation Erwachsene" der Integrierten Leitstelle München (Quelle: Nest et al., 2014)

Solche ausformulierten Handlungsanweisungen für das Leitstellenpersonal werden auch von Marung et al. als effektiv beschrieben um schnellstmöglich mit der HDM beginnen zu können. Das richtige Anleiten zur Atemspende von medizinischen Laien ist eine große Herausforderung für das Leitstellenpersonal. Eine solche Beatmungsanleitung ist zeitintensiv und verzögert die erste Thoraxkompression um durchschnittlich 1:24min (Marung et al., 2015). Aus diesen Gründen wird eine Atemspende durch medizinische Laien, die eine Beatmung nicht selbständig durchführen können, abgelehnt (Meyer et al., 2013).

Um im Folgenden die Auswirkungen einer solchen T-CPR auf das Reanimationsverhalten von medizinischen Laien aufzeigen zu können, werden zunächst die an diesem Ereignis beteiligten Personengruppen erläutert und ihre medizinischen Fachkenntnisse dargelegt.

3 Beteiligte Personengruppen

Die bei einer T-CPR beteiligten Personengruppen gliedern sich in medizinisches Fachpersonal in Form der Leitstellendisponenten oder Leitstellendisponentinnen und den medizinischen Laien, den Ersthelfern oder Ersthelferinnen. Weitere Personengruppen, die im weiteren Verlauf des Notfalls tätig werden, werden in dieser Arbeit nicht beschrieben. Der medizinische Laie nimmt mittels des Notrufs telefonischen Kontakt zur Leitstelle und damit zum Leitstellendisponent oder der Leitstellendisponentin auf (Landesrecht Hessen, 2011).

3.1 Leitstellendisponent / Leitstellendisponentin

Da somit dem Leitstellenpersonal vielfältige Aufgaben und Tätigkeiten abverlangt werden, muss das eingesetzte Personal speziell aus- und fortgebildet werden (Landesrecht Hessen, 2011). Bundesweit unterscheidet sich jedoch die Ausbildung und Qualifikation des Leitstellenpersonals teilweise sehr deutlich (Hackstein et al., 2014). Im Weiteren wird sich auf die medizinischen Qualifikationen anhand der in Hessen gültigen Verordnung beschränkt.

Eine medizinische Ausbildung zum Rettungsassistenten oder Rettungsassistentin ist für eine mögliche Tätigkeit in einer Leitstelle notwendig, ersatzweise ist die Ausbildung zum Rettungssanitäter oder Rettungssanitäterin mit einer mindestens einjährigen Berufserfahrung in der Notfallversorgung ausreichend. Die Ausbildung zu einem Einsatzsachbearbeiter oder Einsatzsachbearbeiterin in Zentralen Leitstellen wird mit einem Abschlusslehrgang, z. B. an der Hessischen Landesfeuerwehrschule, abgeschlossen. Dabei wird spezielles Wissen zu Abfragetechniken, Einsatztaktik und Fernmeldetechnik vermittelt. Im weiteren Verlauf sind jährlich mindestens 40 Stunden theoretische und 80 Stunden praktische Fortbildung zu absolvieren (Landesrecht Hessen, 2011).

9

Diese Aus- und Fortbildung scheint notwendig zu sein, da das Leitstellenpersonal eine hohe Verantwortung beim frühzeitigen Erkennen eines Herzkreislaufstillstandes trägt und die Durchführung der T-CPR leitet (Monsieurs et al., 2015). Die Erkennungsrate eines Herzkreislaufstillstandes durch das Leitstellenpersonal liegt bei etwa 75% (Maier, Luger & Baubin, 2016).

Die sich aus solchen Einsatzlagen ergebende hohe Stressbelastung des Leitstellenpersonals, z. B. bei einer T-CPR, sollte ebenso von der Leitstellenleitung berücksichtigt werden, wie ein hoher Zeitbedarf von ca. 30 min pro T-CPR (Hackstein et al., 2014). Darüber hinaus sollten Unterstützungsangebote wie z. B. Notfallseelsorge und Krisenintervention auch für Leistellenmitarbeiter und Leitstellenmitarbeiterinnen zur Verfügung stehen (Marung, 2013).

Zur Qualitätsverbesserung des Leitstellenpersonals bieten sich verschiedene Möglichkeiten an. Es können Bandmitschnitte von T-CPR mit dem verantwortlichen ärztlichen Leiter und den Leitstellendisponenten und Leitstellendisponentinnen in einem Feedbackverfahren aufgearbeitet werden. Ebenso ist eine zusätzliche, zu den oben genannten Aus- und Fortbildungen, besondere Schulung der T-CPR mit praktischem Verwenden einer entsprechenden vordefinierten Anleitung anzustreben (Marung, 2013). Um die Gründe einer solchen komplexen Anleitung und umfangreichen Ausbildung nachvollziehen zu können, werden nachfolgend die medizinischen Kenntnisse und Fähigkeiten von medizinischen Laien beschrieben.

3.2 Medizinischer Laie

Mit dem Begriff medizinischer Laie werden diverse Personengruppen vereint. Sowohl Menschen ohne jegliche Ausbildung im Bereich der Gesundheit werden als medizinischer Laie bezeichnet, als auch Personen die auf Grund ihrer Berufsqualifikation (z. B. Sicherheitsdienste oder Meister für Bäderbetrieben) Kenntnisse und Kompetenzen in der Ersten Hilfe oder Herz-Lungen-Wiederbelebung haben (Greif et al., 2015).

Grundsätzlich kann aber von einem gewissen medizinischen Grundverständnis in Deutschland ausgegangen werden. Im Jahr 2015 gab es in Deutschland 55,05 Millionen Führerscheinbesitzer und Führerscheinbesitzerinnen (VuMA (Arbeitsgemeinschaft Verbrauchs- und Medienanalyse), o. J.). Diese müssen zum Erlangen der Fahrerlaubnis bei einem Kurs über Erste Hilfe Sofortmaßnahmen (8 Stunden) oder einem vollwertigen Erste Hilfe Kurs (16 Stunden) teilnehmen (Bahr, 2007). Auf Grund dessen beträgt der Anteil in Deutschland von in Erstmaßnahmen geschulter Menschen bei einer Gesamtbevölkerung von 82,18 Millionen (Statistisches Bundesamt, o. J.) 67%.

Jedoch sind die abrufbaren Erste Hilfe Fähigkeiten der deutschsprachigen Bevölkerung gering. 94% veranlassen zwar noch einen Notruf um professionelle Hilfe für den Patienten zu erhalten, aber nur 6% denken bei einem eingetretenen plötzlichen Herztod an die HDM. An eine notwendige Beatmung können sich 10% erinnern. Hinzu kommt, dass je älter der medizinische Laie ist, das Wissen über die Herz-Lungen-Wiederbelebung abnimmt (Teich, Engelmann & Pfeiffer, 2005). Des Weiteren ist belegt, dass Teilnehmer von Erste Hilfe Kursen den größten Teil ihrer dabei erlernten Fertigkeiten bereits nach sechs Monaten nicht mehr abrufen können (Bahr, Töpperwein & Kettler, 1992).

Die Ersthelferquote in Deutschland bei einem plötzlichen Herzkreislaufstillstand lag 2006 bei 10% (Ertl et al., 2006, S. 6). Durch telefonische Anleitung von Leitstelledisponenten und Leitstellendisponentinnen kann die Ersthelfertätigkeit von medizinischen Laien auf bis zu 80% gesteigert werden (Marung et al., 2015). Eine Annahme, dass Laien psychisch in einer solchen emotionalen Ausnahmesituation, wie bei einem Herzkreislaufstillstand, nicht in der Lage sind eine Laienreanimation zu beginnen ist falsch. Ebenso spielt das Ansteckungsrisiko oder eine mögliche Sprachbarriere eine untergeordnete Rolle. Durch strukturierte, ruhige und kompetente Anweisungen kann der größte Teil der medizinischen Laien zur Durchführung von Erste Hilfe Maßnahmen angeleitet werden (Marung, 2013). Die Auswirkungen solcher telefonischen Anweisungen bei einem Herzkreislaufstillstand werden nachfolgend erörtert.

4 Auswirkungen der fernmündlichen Reanimationsanleitung

Die durchschnittliche Zeitspanne die in Deutschland von der Alarmierung der Rettungskräfte bis zu deren Eintreffen am Notfallort vergeht, liegt bei fünf bis acht Minuten (Monsieurs, 2015). Mit Hilfe der T-CPR lässt sich die Zeit bis zur ersten Maßnahme am Patienten auf 3:40 min verkürzen (Hackstein et al., 2014). Dieser zeitliche Vorteil steigert die Überlebenschance des Patienten deutlich. Man geht von einem Sinken dieser Chance bei einem Herzkreislaufstillstand von 7 – 10% pro Minute aus, in der keine Reanimation stattfindet (Bahr, 2007).

Dieser zeitliche Vorteil der T-CPR scheint auf den ersten Blick günstig zu sein, da bereits 1985 eine Studie zur T-CPR aus Seattle zeigte, dass durch eine strukturierte Anleitung zur Laienreanimation das Überleben von Patienten mit Herzkreislaufstillstand von 6% auf 21% gesteigert werden kann (Eisenberg et al., 1985). Eine solche telefonisch angeleitete Reanimation durch medizinische Laien steigert die Überlebensrate der Patienten mit Herzkreislaufstillstand um das Zweifache bis Dreifache. Ebenso steigt durch eine T-CPR die Entlassungsrate von reanimierten Patienten aus dem Krankenhaus (Marung, 2013). Bahr beschreibt sogar eine Steigerung der Überlebensrate um das Vierfache (Bahr, 2007).

In einer weiteren Studie konnte gezeigt werden, dass bei einer sofort eingeleiteten Laienreanimation 62,5% der Patienten mit beobachteten Herzkreislaufstillstand durch den Rettungsdienst erfolgreich in ein Krankenhaus gebracht werden konnten. Jedoch konnten lediglich 21,6% der Patienten mit beobachtetem Herzkreislaufstillstand und ausgebliebener Laienreanimation erfolgreich transportiert werden. Die Patienten, die nach einem präklinischen Herzkreislaufstillstand das Krankenhaus lebend verlassen haben, sind nach dieser Studie zu 75% von medizinischen Laien reanimiert worden (Götz, Petutschnigg, Wasler, Wran-Schumer & Hansak, 2016).

Mit einer videogestützten Studie aus 2014 über das Verhalten von telefonisch angeleiteten Laienhelfern, die nachweislich keine medizinische Bildung genossen, zeigte Nest et al., dass alle Ersthelfer die Anweisungen zu einer richtigen Lagerung des Patienten ausführen konnten. Neun von zehn Laienhelfern war es anhand der fernmündlichen Anleitung möglich mit der HDM zu beginnen. Wohingegen aber nur fünf der zehn medizinischen Laien eine richtige Beatmung durchgeführt hatten (Nest et al., 2014). Dies zeigt wie unter Kapitel 2.2 beschrieben, dass es sinnvoll erscheint nur trainierte Helfer zur Beatmung anzuleiten und bei medizinischen Laien sollten darauf verzichtet werden (zur Nieden, 2012).

Durch die Einführung der T-CPR in deutschen Leitstellen konnte der Anteil telefonisch angeleiteter Laienreanimationen von nahezu 0% im Jahr 2007 auf 10% im Jahr 2014 gesteigert werden, ebenso stieg die Laienreanimationsquote im selben Zeitraum von 19% auf 31% an. Die Laienreanimationsquote ist jedoch im Vergleich zu Schweden (55%) immer noch niedrig (Maier, Luger & Baubin, 2016). Ein Grund für die Steigerung der Laienreanimationsquote liegt in der persönlichen Ansprache. Im Rahmen einer T-CPR verweigerten nur 2% der Laienhelfer die HDM. Somit lässt sich durch eine telefonische Anleitung die Quote für eine Laienreanimation deutlich steigern (zur Nieden, 2012).

In einer Schweizer Studie wurde weiterhin dargelegt, dass es für das Leitstellenpersonal möglich ist 85% aller präklinischen Herzstillstände zu erkennen. In 15% der Fälle ist dies nicht möglich, da der Anrufer keinen Patientenkontakt hat. In 71% wurde der Herzkreislaufstillstand erkannt, der Hauptgrund für eine Fehleinschätzung lag an einer falschen Einordnung der Atmung. Für eine T-CPR kamen 54% der Gesamtsituationen in Frage, die Ausschlussgründe die gegen eine T-CPR sprachen waren z. B. sichere Todeszeichen oder eine bereits laufende Laienreanimation. Jedoch konnte nur in 29% eine T-CPR erfolgreich angeleitet werden, da in den verbliebenen Fällen der Laienhelfer z. B. körperlich nicht in der Lage war den Patienten auf eine harte Unterlage zu legen oder der medizinische Laie in der Zwischenzeit den Notfallort verlassen hatte (Dami, Fuchs, Praz & Vader, 2010).

Ein weiterer Aspekt des Telefonkontaktes von einem Leitstellendisponenten oder einer Leitstellendisponentin zu einem Ersthelfer am Notfallort ist Rücksprachemöglichkeit. So kann das Rettungsdienstpersonal vor Ort mit dem Leitstellenpersonal ggf. weitere Unterstützungsmöglichkeiten für den Ersthelfer besprechen und organisieren. Dadurch sind zu einem frühen Zeitpunkt psychische Betreuungsmöglichkeiten für den Laienhelfer möglich (Meyer et al., 2013). Jedoch beschreibt Marung, dass Ersthelfer auch bei einer erfolglosen Reanimation besser mit dem Erlebten umgehen können, da sie durch die T-CPR aktiv Maßnahmen am Patienten durchführen konnten (Marung, 2013).

Nachdem die Auswirkungen einer T-CPR dargestellt wurden und sowohl die an einer T-CPR beteiligten Personen als auch der Ablauf einer Reanimation und einer T-CPR beschrieben wurden, werden nun die Auswirkungen einer solchen T-CPR auf das Reanimationsverhalten von medizinischen Laien angeführt.

5 Fazit

Da der Ersthelferanteil im europäischen Vergleich in Deutschland relativ niedrig ist, kann die T-CPR als Verfahren zu einer Verbesserung der Überlebensrate beitragen (Marung, 2013). Vor dem Eintreffen des Rettungsdienstes beginnen in Deutschland nur in etwa 15% aller Fälle Laien mit einer Reanimation, in Schweden oder Nord – Holland liegt diese Quote bei 60%. Dies lässt darauf schließen, dass die bisherige Erste Hilfe Ausbildung ungenügend ist (Meyer et al., 2013). Maßnahmen um diesen Missstand zu beheben könnten verpflichtende Aufbaukurse in Erster Hilfe für Führerscheinbesitzer sein und einen Wiederbelebungsunterricht einzurichten (Gretenkort et al., 2016). Außerdem sollte das Erlernen der Grundfertigkeiten einer Reanimation bereit im Schulalter beginnen (Meyer et al., 2013).

Denn dieses Unwissen über die durchzuführenden Maßnahmen in medizinischen Notsituationen wirkt sich ebenso wie die Angst, etwas „Falsches" zu tun, hemmend auf die Durchführung einer Laienreanimation aus. Hier setzt der Grundgedanke der T-CPR an um die Hilfsbereitschaft der medizinischen Laien zu steigern (Meyer et al., 2013). Das diese Maßnahme der telefonischen Anleitung einen Benefit für den Patienten hat wurde anhand der unter Punkt 4 angeführten Studien aufgezeigt. Die Hilfsbereitschaft der Notfallzeugen wird durch eine telefonische Anleitung gesteigert (Meyer et al., 2013) und somit auch der Anteil der Ersthelferreanimationen erhöht (Bahr, 2007).

Da nur in 88% der deutschen Rettungsleitstellen die T-CPR angewendet wird und dies auch in unterschiedlicher Art und Weise (Maier, Luger & Baubin, 2016), ist hier noch struktureller Handlungsbedarf um eine flächendeckendes einheitliches Konzept zu etablieren (Marung, 2013).

Jedoch finden sich ebenso Situationen in denen eine fernmündliche Reanimationsanleitung nicht oder nur schwierig durchgeführt werden kann. Wenn ein Notfallzeuge körperlich nicht in der Verfassung ist die Reanimation durchzuführen oder den Patienten auf eine harte Unterlage zu legen ist eine T-CPR vergebens, ebenso wenn der vermeintliche Ersthelfer zu keiner weiter Hilfeleistung bereit ist. Verzögerungen können z. B. dadurch entstehen, dass der medizinische Notruf bei der Polizei abgesetzt wird und das Personal der Rettungsleitstelle den Notfallzeugen vor der Durchführung der T-CPR erst zurückrufen muss. Technische Defekte oder mangelnde Netzabdeckung im Mobilfunkbereich können ebenso zum Unterlassen einer fernmündlichen Handlungsanweisung führen (zur Nieden, 2012).

Um eine größtmögliche Akzeptanz für eine T-CPR zu erhalten sollte auf die Anleitung zur Beatmung verzichtet (Meyer et al., 2013) oder diese Anleitung situationsgerecht angewendet werden (Nest et al., 2014), da diese Beatmungstätigkeit für Ungeübte zu komplex und zeitintensiv ist. Zudem hat eine Laienreanimation in der Anfangsphase keinen zusätzlichen Nutzen von einer Beatmung und es sollte nach den Leitlinien des European Resuscitation Council nur die HDM angeleitet werden (Meyer et al., 2013). Es kann bei einer T-CPR ohne Beatmung sogar zu besseren Überlebenschancen kommen (Marung, 2013). Jedoch wird aktuell diskutiert, ob bei einem zeitlich späteren Eintreffen der Rettungskräfte, die Beatmung im Verlauf der Laienreanimation eingebunden werden sollte. Hierbei dürfe die qualitativ hochwertige HDM durch eine mögliche Beatmungsanleitung nicht leiden (Marung, 2013).

Zu welchem Zeitpunkt eine Beatmung in einer Laienreanimation aus medizinischen Gründen für die Überlebenschance eines Patienten günstiger ist, könnte in einer zukünftigen Studie ermittelt werden. Ebenso wäre es notwendig ein geeignetes Konzept zur T-CPR wissenschaftlich auf eine sichere Handhabung bestätigen zu lassen und dies anschließend deutschlandweit verpflichtend einzuführen.

6 Literaturverzeichnis

Bahr, J. (2007) Laienreanimation im bundesdeutschen Rettungssystem. *Notfall + Rettungsmedizin*, 10 (3), 197 – 200.

Bahr, J., Töpperwein, H. & Kettler, D. (1992), Evaluation of CPR knowledge and skills in

a realistic setting. *Resuscitation*, 24 (2), 187.

Bayrisches Rotes Kreuz. (2017). *Erfolgreiche Telefonreanimation – Überleber besucht die ILS BT/KU*. Verfügbar unter https://www.brk-bayreuth.de/2017/09/ erfolgreiche-telefonreanimation/ (09.11.2017).

Dami, F., Fuchs,m V., Praz, L. & Vader, J. P. (2010). Introducing systematic dispatcher-

assisted cardiopulmonary resuscitation (telephone-CPR) in a non-Advanced Medical Priority Dispatch System (AMPDS): implementation process and costs. *Resuscitation*, 81 (7), 848 – 852.

Deutsches Rotes Kreuz. (o. J.). *Erste Hilfe online / Herz-Lungen-Wiederbelebung*. Verfügbar unter: https://www.drk.de/hilfe-in-deutschland/erste-hilfe/erste-hilfe-online/herz-lungen-wiederbelebung/ (20.11.2017).

Düsseldorf. (o. J.). *Telefonreanimation durch Feuerwehrleitstelle*. Verfügbar unter: https://www.duesseldorf.de/feuerwehr/aktuelles/detailansicht/newsdetail/ telefonreanimation-durch-feuerwehrleitstelle.html (09.11.2017).

Eisenberg, M. S., Hallstrom, A. P., Carter, W. B., Cummins, R. O., Bergner, L. & Pierce,

J. (1985). Emergency CPR Instruction via Telephone. *Am J Public Heath*, 75 (1),

47 - 50.

Ertl, G., Andresen, D., Böhm, M., Borggrefe, M., Brachmann, J., de Haan, F., Osterspey,

A., Silber, S., Trappe, H. - J., Arnold, G., Hoffmeister, H. M. & Fleck, E. (2006). *Pocket- Leitlinien: Kardiopulmonale Reanimiation*. Düsseldorf: Deutsche Gesellschaft für Kardiologie - Herz- und Kreislaufforschung e. V.

Götz, J., Petutschnigg, B., Wasler, A., Wran-Schumer, D. & Hansak, P. (2016). Laien reanimation als entscheidende Erfolgsmaßnahme. *Notfall + Rettungsmedizin*, 20 (6), 470 - 476.

Greif, R., Lockey, A. S., Conaghan, P., Lippert, A., de Vries, W. & Monsieurs, K. G.

(2015). Ausbildung und Implementierung der Reanimation - Kapitel 10 der Leitlinien zur Reanimation 2015 des European Resuscitation Council. *Notfall + Rettungsmedizin*, 18 (8), 1016 - 1034.

Gretenkort, P., Beneker, J., Dörges, V., Fischer, L., Kann, D. & Sefrin, P. (2016). Struk-
turänderungen in der präklinischen Notfallmedizin - Standortbestimmung 2016.
Der Notarzt, 32 (06), 264 - 270.

Hackstein, A., von Kaufmann, F., Beckers, S. K., Bohn, A., Gliwitzky, B., Hossfeld, B.,
Kanz, K. G., Kreimeier, U., Lemke, H., Lohs, T., Prückner, S. & Marung, H.
(2014). Die Leitstelle beeinflusst den Ausgang der Wiederbelebung entscheidend. *Notfall + Rettungsmedizin*, 17 (4), 333 - 335.

Koppenberg, J. (2017). *Pschyrembel Online | reanimation*. Verfügbar unter:
https://www.pschyrembel.de/reanimation/K0JGC/doc/ (09.11.2017).

Maier, M., Luger, M. & Baubin, M. (2016). Telephone-assisted CPR. *Notfall +
Rettungs-
medizin*, (19 (6), 468 - 472.

Marung, H. (2013). Laienreanimation - Telefonische Anleitung von Laien zur
Reanimation. *AINS*, 48 (9), 546 - 551.

Marung, H., Gräsner, J. T., Bohn, A., Hackstein, A., Kaufmann, F., Kersting, J., Orlob,
S., Roessler, M., Schmid, O., Seewald, S., Wnent, J., Weiß, C. & Kreimeier, U.
(2015). Qualitätsmanagement bei der Telefonreanimation - mehr Daten für
mehr
Überlebende. *Notfall + Rettungsmedizin*, 18(4), 299 - 305.

Maurer, A., Mayr, B., Kaiser, H., Schinnerl, A., Baubin, M. (2015). Leitstelle Tirol:
Möglichkeiten der standardisierten Notrufabfrage mit dem Medical Priority Dispatch System. *Notfall + Rettungsmedizin*, 18 (7), 560 - 566.

Meyer, O., Beck, J., Dürr, G., Gschwendner, J., Groschack, A., Hannweber, M., Harrer,
M., Kersting, J., Kreimeier, U., Kohlmann, T., Muth, S., Nickl, S., Pawlak, C. &
Schiele, A. (2013). T-CPR Bayern - Flächendeckende Einführung eines Algo-
rithmus zur Telefonreanimation. *Der Notarzt*, 29 (04), 141 - 147.

Monsieurs, K. G., Nolan, J. P., Bossaert, L. L., Greif, R., Maconochie, I. K., Nikolaou,
N. I., Perkins, G. D., Soar, J., Truhlar, A., Wyllie, J. & Zideman, D. A. (2015).
Kurzdarstellung - Kapitel 1 der Leitlinien zur Reanimation 2015 des European
Resuscitation Council. *Notfall + Rettungsmedizin*, 18 (8), 655 - 747.

Nest, J. C., Steinbrunner, D., Karger, M., Hiltl, M., von Kaufmann, F., Kanz, K. - G. &

Kreimeier, U. (2014). Standardisierte Telefonanweisungen zur Wiederbelebung durch Laienhelfer. *Der Anaesthesist*, 63(12), 919 - 931.

zur Nieden, K. (2012). Telefonreanimation. *Notfallmedizin up2date*, 7 (2), 133 - 146.

Landesrecht Hessen (2011). *Verordnung zur Durchführung des Hessischen Rettungs-dienstgesetzes*. Verfügbar unter: https://www.rv.hessenrecht.hessen.de/cgi-bin/lexsoft/capi/hessen.cgi/export_pdf?docid=4207118,1,20150115&hide VersionDate=1&shortTitleFileName=1&showVersionInfo=1&displayConfig =0&customFooter=Hessische%20Gesetze%20und%20Verwaltungsvorschriften %20in%20Zusammenarbeit%20mit%20Wolters%20Kluwer%20Deutschland %20GmbH&at=1&pid=UAN_nv_3470 (21.11.2017).

Statistisches Bundesamt (o. J.). *Einwohnerzahl - Anzahl der Einwohner von Deutschland von 1990 bis 2015 (in Millionen)*. In *Statista - Das Statistik-Portal*. Verfügbar unter: https://de.statista.com/statistik/daten/studie/2861/umfrage/ entwicklung-der-gesamtbevoelkerung-deutschlands/ (21.11.2017).

Teich, N., Engelmann, L., Pfeiffer, D. (2005). Laienreanimation: schlechte Kenntnisse in Deutschland. *Deutsche Medizinische Wochenschrift*, 130 (48), 2759 - 2762

VuMA (Arbeitsgemeinschaft Verbrauchs- und Medienanalyse) (o. J.). *Anzahl der Personen in Deutschland, die einen PKW-Führerschein besitzen, von 2010 bis 2016 (in Millionen)*. In *Statista - Das Statistik-Portal*. Verfügbar unter: https://de.statista.com/statistik/daten/studie/172091/umfrage/besitz-eines-pkw-fuehrerscheins/ (21.11.2017).

Zideman, D.A., De Buck, E. D. J., Singletary, E. M., Cassan, P., Chalkias, A. F., Evans, T. R., Hafner, C. M., Handley, A. J., Meyran, D., Schunder-Tatzber, S. & Van-dekerckhove, P. G. (2015). Erste Hilfe Kapitel 9 der Leitlinien zur Reanimation 2015 des European Resuscitation Council. *Notfall + Rettungsmedizin*, 18 (8), 1003 - 1015.

BEI GRIN MACHT SICH IHR
WISSEN BEZAHLT

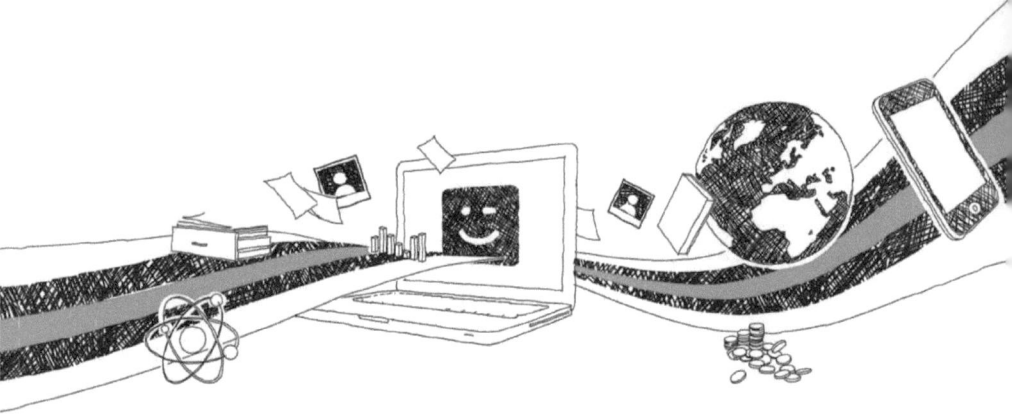

- Wir veröffentlichen Ihre Hausarbeit,
  Bachelor- und Masterarbeit

- Ihr eigenes eBook und Buch -
  weltweit in allen wichtigen Shops

- Verdienen Sie an jedem Verkauf

Jetzt bei www.GRIN.com hochladen
und kostenlos publizieren

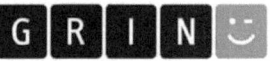